AF312984

Dr BOUDRY

Médecin des Eaux de La Bourboule
et Consultant de la Ville d'Hiver d'Arcachon
Médaille des Eaux minérales
de l'Académie de Médecine, Bronze (1912)

LA

Médication Bourboulienne

et ses Indications

ISSOUDUN
IMPRIMERIE H. GAIGNAULT

1914

D' BOUDRY

*Médecin des Eaux de La Bourboule
et Consultant de la Ville d'Hiver d'Arcachon
Médaille des Eaux minérales
de l'Académie de Médecine, Bronze (1912)*

LA
Médication Bourboulienne
et ses Indications

ISSOUDUN
IMPRIMERIE H. GAIGNAULT

1914

La Médication Bourboulienne et ses Indications

Par le Docteur BOUDRY

Médecin des Eaux de La Bourboule
Consultant de la Ville d'Hiver d'Arcachon
Médaille des Eaux Minérales de l'Académie de Médecine
(Bronze 1912)

SOMMAIRE

CHAPITRE I

La Station de La Bourboule et son Climat

C'est au grand et riche groupe thermal du Plateau Central qu'appartient La Bourboule, il y a quelques années petit village, aujourd'hui Station thermale de premier plan.

Autour des Grands Thermes, dont l'outillage thérapeutique complet a comme cadre une installation luxueuse ;

autour d'un Casino très suffisant, mais qui néanmoins va
être agrandi, modernisé et embelli, se groupe toute une
grande ville de chalets, maisons de famille et hôtels, beaucoup vastes et très luxueux, et le plus grand nombre répondant aux exigences du confort moderne, et aux nécessités et
lois de l'hygiène,

Au Sud de l'Etablissement des Grands Thermes, on aperçoit le Parc Fenestre, très grand et très bien dessiné.

Qui donc sema dans cette désolation le germe producteur
de vie, de mouvement et de richesse ?

La Bourboule a le devoir d'associer dans un même élan de
reconnaissance les noms de Gueneau de Mussy et de Choussy.

Choussy avait la foi, qui triomphe de tous les découragements, et la volonté forte, qui est nécessaire pour les réalisations. Il avait compris la valeur thérapeutique d'une eau
thermale à minéralisation arsenicale très forte. Il mit
Gueneau de Mussy au courant de ses conceptions, qu'il
basait sur le résultat de ses recherches et de ses observations
personnelles.

Il gagna sa cause ; et, après des études expérimentales
très concluantes, faites à l'Hôtel-Dieu, Gueneau de Mussy,
convaincu à son tour. donna à La Bourboule l'appui de sa
très grande autorité.

Et Choussy eut le privilège si rare de vivre son rêve :
la Station thermale de La Bourboule était créée.

Le massif du Mont-Dore, beaucoup moins vaste que celui
du Cantal, est cependant plus élevé. Au milieu des autres
monts, se dresse le Pic de Sancy (1.884 mètres), superbe
observatoire, d'où l'on contemple à la fois la plus grande
partie du plateau granitique, les collines du Limousin et les
montagnes des Cévennes. Au-delà du profil du Mezenc et du
Forez, par de très beaux temps, on peut apercevoir les
Alpes.

Autour du Sancy, s'élèvent d'autres monts dont l'altitude
s'approche de la sienne, le Puy-Ferrand, le Puy-de-l'Aiguille,
la Cacodogne ; et contournant l'encerclement protecteur de
la vallée de la Dordogne, au Nord et au Nord-Est, le Puy-
Gros, la Banne-d'Ordanches et les Monts qui dominent
Murat-le-Quaire, commune dont dépendait autrefois le village

de La Bourboule, érigé en commune particulière depuis le 24 avril 1875.

La Bourboule est placée au fond d'une vallée et traversée dans toute sa longueur par la Dordogne, qui n'est encore qu'un ruisseau à 10 kilomètres de sa source, tout au plus.

La disposition presque circulaire des montagnes ferme complètement la vallée au Sud, à l'Ouest, et surtout au Nord et au Nord-Est.

A l'Est, la vallée s'ouvre largement au soleil levant : au Sud, l'horizon s'élargit subitement ; les coteaux qui ferment la vallée de ce côté sont moins escarpés, d'aspect moins sauvage, disposés en amphithéâtre, et presque entièrement couverts de hêtres et de sapins. Du côté de l'Ouest, se trouvent encore de hautes montagnes, au pied desquelles coule la Dordogne.

Parfaitement encastrée de tous côtés, la vallée se trouve donc à l'abri des grands vents, si fréquents dans la montagne, surtout les vents du Nord et de l'Ouest, les plus redoutés de notre région.

L'altitude de La Bourboule est de 850 mètres ; et depuis une douzaine d'années, les baigneurs accèdent, en quelques minutes. par un funiculaire, au plateau des Charlannes, plateau de plusieurs milliers d'hectares, à 1.150 mètres d'altitude.

Le plateau des Charlannes est un des sites les plus pittoresques et en même temps les plus impressionnants que je connaisse. Le promeneur est étonné, ému et charmé à la fois, tant par la grandeur sauvage de cette vaste solitude que par la diversité et la beauté du paysage ; et le malade oublie bien vite, par le plaisir de sensations délicates, qu'il y est venu un peu par ordre.

D'abord, en quittant le funiculaire, un grand bois, invitant au repos et à la rêverie sous le bruissement berceur et si doux des grands sapins.

Ensuite, à la sortie du bois, le plateau, immense tapis de verdure qui paraît sans fin, et sur lequel on n'aperçoit que de loin en loin quelques bouquets d'arbres, oasis de la promenade.

Enfin, si on se dirige vers le Nord, et qu'on prolonge la

promenade jusqu'au bord du plateau, on est récompensé de sa peine ; l'œil embrasse un panorama merveilleux : dans le fond, un peu à l Est, La Bourboule, en face, le village de Murat-le-Quaire et les ruines de son château, à l'Est, la chaîne des monts, la Banne-d'Ordonches et le Puy-Gros.

A l'Ouest, sur le premier plan, le village de Saint-Sauves, niché sur le point culminant d'un mamelon. Sur un second plan, les plaines de Laqueuille, et en arrière, des pays que j'ignore et qui semblent, au loin, très au loin, se souder avec l'horizon.

CHAPITRE II

La médication Bourboulienne

La médication Bourboulienne comprend dans son ensemble :

1° *L'usage interne du médicament Bourboulien* ;
2° *L'usage externe du médicament Bourboulien* ;
3° *La cure d'air en altitude.*

1° *Usage interne du médicament Bourboulien* : Action physiologique et thérapeutique sur l'organisme et les différents états constitutionnels par l'eau de La Bourboule prise en boisson :

Si la découverte de la radio-activité dans un certain nombre de sources minérales a pu éclairer d'un jour singulier des effets thérapeutiques restés inexpliqués ; si l'eau de La Bourboule n'échappe pas à cette loi générale qui veut que, dans toute eau thermale, on tienne compte, à côté de sa composition chimique, d'un élément vital, se traduisant par des phénomènes magnétiques, électriques, radio-actifs, qui donnent aux cures thermales leur supériorité d'action thérapeutique sur les remèdes empruntés à la pharmacopée, il n'en est pas moins vrai et il est bon de répéter que c'est sa composition chimique qui impose à une eau minérale chaude ou froide, son originalité, son caractère propre, sa spécialisation, ses qualités curatives.

L'eau de La Bourboule, thermale (60° au griffon), puissamment radio-active, est *essentiellement arsenicale forte* (28 *milligrammes d'arseniate de soude par litre*), chlorurée et bicarbonatée sodique.

C'est à cette qualité d'être *arsenicale forte* (sources Choussy et Perrière. Source Croizat) qu'elle doit ses succès thérapeutiques ; c'est pour cette raison qu'elle réclame très justement tous les malades relevant de la médication arsenicale ; car La Bourboule a étonné par son développement rapide et sa prospérité croissante, grâce à ce seul fait, qui domine de beaucoup toutes les raisons accessoires, que, *de par le monde entier, elle est l'unique représentant de l'arsenic dans la thérapeutique thermale.*

L'impression qui se dégage du simple examen de la composition de l'eau de La Bourboule, c'est celle d'une puissante action thérapeutique par une eau thermale si fortement minéralisée, en tenant compte qu'elle est bue au moment de son émergence, lorsqu'elle n'a encore rien perdu de ses éléments vitaux.

L'expérience et l'observation, déjà longues, hélas, m'ont fait retrouver dans l'eau de La Bourboule, avec leur maximum d'action, tous les effets physiologiques et thérapeutiques de l'arsenic, favorisés dans leur influence curative ou complétés par ses autres principes minéralisateurs ; et j'ai défini l'eau de La Bourboule un médicament qui a pour effet :

A) De donner très rapidement aux fonctions nutritives la stimulation nécessaire pour leur accomplissement.

B) D'ajouter des éléments d'assimilation au sang et aux organes qui en ont besoin, en activant les fonctions d'assimilation et de nutrition, en les ramenant à leur rôle physiologique et en les détournant d'élaborations pathologiques. contraires au but pour lequel ces fonctions ont été créées.

C) D'avoir un certain degré d'électivité d'action, soit sur les poumons, soit sur les muscles respirateurs, en activant la respiration, en la rendant plus complète. en empêchant, en combattant l'essoufflement, en facilitant l'hématose.

D) D'avoir un certain degré d'électivité d'action sur les éléments anatomiques de la peau, par un rappel à la vitalité de ces éléments anatomiques que l'action arsenicale rend réfractaires ou plus ou moins rebelles à une transformation pathologique.

Considérées dans leur action immédiate, les eaux de La Bourboule sont, en effet, un stimulant énergique. Au point de vue des résultats ultérieurs, ces eaux doivent être considérées comme un médicament altérant et profondément reconstituant.

Régularisation et stimulation de la nutrition sont les deux facteurs essentiels et caractéristiques de la thérapeutique Bourboulienne.

2° *Usage externe du médicament Bourboulien* : Action physiologique sur la peau saine et les muqueuses saines ; action thérapeutique sur leurs diverses altérations par l'eau de La Bourboule employée en :

Bains, lavages, douches (peau).

Inhalation, humage, pulvérisation (muqueuses).

L'eau de La Bourboule, mise en contact direct avec la peau et les muqueuses, doit ses effets locaux à un ensemble de qualités qui viennent se surajouter, pour une action thérapeutique, à celles que lui donnent sa minéralisation et ses propriétés physiques. Elle est, en effet, *cataplasmante, aseptique, antiseptique*.

A) Cataplasmante. L'eau de La Bourboule est très onctueuse ; elle blanchit la peau et lui donne une grande souplesse. C'est une impression agréable qu'elle procure à la peau par son contact, sensation de bien-être chez les sujets à peau saine, sensation de mieux-être chez les cutanés. C'est un bain très agréable ou un topique émollient.

B) Aseptique. L'eau de La Bourboule est aseptique au griffon. Captée, canalisée, recueillie dans des conditions de rigoureuse asepsie, elle reste *milieu aseptique* jusqu'au moment de son utilisation et elle a tous les bénéfices thérapeutiques de tout milieu aseptique, associés à ses autres qualités.

C) Antiseptique. Mais l'eau de La Bourboule n'est pas seulement milieu aseptique, elle est puissamment antiseptique ; qu'il s'agisse de la peau, du système osseux ou ganglionnaire, du poumon ou du rhino-pharynx, elle a une action microbicide et modificatrice sur les hypersécrétions et suppurations qu'elle diminue ou tarit très rapidement; et la rapidité même du résultat éloigne toute idée d'action générale sur l'état constitutionnel qui a provoqué la lésion.

Il est rationnel, après cette constatation de fait, d'expliquer les causes de cette action antiseptique en admettant qu'une eau, à thermalité élevée, à minéralisation arsenicale forte, et par conséquent perturbatrice, reconnue milieu aseptique par le laboratoire, puisse trouver, dans toutes ces conditions, des qualités microbicides, surtout depuis qu'on sait qu'elle a la bonne fortune d'avoir comme associée une puissante radio-activité.

Pour toutes les pratiques d'hydrothérapie thermale. le médecin a à sa disposition, dans trois établissements correspondant à trois classes différentes, un outillage thérapeutique, tenu au courant du mouvement scientifique.

3° *Cure d air en altitude* : Action physiologique de l'altitude ; action aseptique de l'air des altitudes.

A) **Action physiologique de l'altitude** : La diminution de pression en altitude amène une modification très importante dans la composition du sang ; le séjour sous faible pression a pour résultat de provoquer un travail hématopoiétique intense et immédiat et d'établir la *compensation respiratoire* par un accroissement rapide des globules rouges.

Le malade fait donc, dans les premiers jours qui suivent son séjour en altitude, une provision de globules rouges ; mais cette *surglobulisation,* créée par nécessité physiologique accidentelle, est-elle durable ? les globules rouges de *renfort,* qui aident à monter la côte et à se maintenir au sommet, que deviennent-ils lorsqu'on est redescendu à la plaine et qu'ils ne sont plus utiles ?

Pour ma part, je ne crois pas que ce résultat, né de besoins physiologiques momentanés, puisse être de longue durée, et que, dans les états anémiques de toute origine, les globules rouges forgés par l'altitude puissent se maintenir et résister aux diverses influences pathologiques, rappelant l'appauvrissement du sang, directement ou indirectement, si ces influences morbides sont toujours existantes.

Mais si, à ce moment, l'organisme a été modifié profondément, si la nutrition interstitielle a été stimulée, si cette nutrition activée et régularisée a repris ses fonctions normales par l'action du médicament Bourboulien, alors on comprend que, chez les anémiés, le résultat *éphémère* de l'altitude sur le sang puisse devenir *durable*. Et je considère que le médicament Bourboulien, et par son action altérante sur le sang, et par son action profonde sur la nutrition, joue le rôle d'*agent fixateur* des globules rouges créées.

B) **Aérothérapie en altitude. Plateau des Charlannes (1.150 mètres).**

La cure d'air est possible dans tout climat marin, de plaine ou d'altitude, réalisant la condition essentielle de l'aérothérapie, l'asepsie de l'air.

En dehors du bénéfice thérapeutique qui est la conséquence des effets physiologiques de l'altitude elle-même pour les raisons que je viens d'exposer, le Plateau des Charlannes présente toutes les conditions requises pour faire avec profit une cure d'air en altitude, savoir : altitude suffisante, nature favorable du sol, asepsie de l'air, ventilation.

A) *Altitude suffisante* (1.150 mètres). A cette altitude moyenne, l'acclimatement du sang se fait sans secousse, sans danger comme sans fatigue, avec une accélération de la circulation et de la respiration très utiles au malade et cependant assez légère pour qu'il n'en éprouve aucun malaise.

B) *Nature favorable du sol*. En raison :

1° de son étendue inhabitée de plusieurs milliers d'hectares,

2° du fait que ces milliers d'hectares sont recouverts sur toute leur étendue et sans solution de continuité, d'un épais tapis constitué par les couches successives des herbages incultes, sur lesquelles pousse chaque année un herbage nouveau,

3° du fait que le sous-sol composé de débris de trachytes est très perméable et que cette perméabilité favorise l'assèchement du gazon de revêtement.

4° Enfin, du fait qu'un bois de sapins abrite le plateau contre les vents de l'Est et du Nord-Est.

C) *Asepsie de l'air*. L'asepsie de l'air du plateau des Chalannes est la conséquence de la nature du sol.

D) Ventilation. Enfin cette dernière condition de balayage constant est réalisée tout naturellement aux Charlannes, le plateau n'étant abrité par un bois de sapins que contre les vents de l'Est et du Nord-Est, et étant exposé à tous les autres vents qui établissent sur le plateau une circulation atmosphérique continue.

CHAPITRE III

Indications de la médication Bourboulienne en général

A l'origine du développement de la station de La Bourboule, la notoriété peut être mieux assise de la médication arsenicale dans la guérison des dermatoses, explique qu'à ce moment la mise en lumière de la puissante minéralisation arsenicale de l'eau de La Bourboule ait eu pour premier résultat de faire considérer la station de La Bourboule comme spécialisée uniquement au traitement des maladies de la peau.

Mais cette spécialisation excessive fut de courte durée ; et l'expérience, et l'observation clinique vinrent une fois de plus et bien vite protester éloquemment contre « ces théories à « entente imparfaite, qui ne reconnaissent qu'une gamme « aux grands médicaments, tels que l'arsenic, au lieu de la « gamme dynamique qu'ils peuvent fournir sur le clavier de « l'organisme. »

Depuis cette époque, cependant récente, le cadre des indications de la cure Bourboulienne s'est agrandi et étendu, très rationnellement, à toutes les maladies relevant de la médication arsenicale, adjuvée dans son action arsenicale, et par ses autres éléments minéralisateurs, et par sa radio-activité, et par l'air aseptique de ses hauts-plateaux, et par les effets physiologiques de leur altitude.

En raison de son action de stimulation et de régularisation sur la nutrition, La Bourboule réclame tous les malades dont les manifestations morbides sont sous la dépendance de l'*arthritisme* ou du *lymphatisme* et plus spécialement ceux atteints de *manifestations broncho-pulmonaires ou cutanées*,-rattachées à ces états constitutionnels, à cause de l'électivité d'action reconnue de l'arsenic sur le poumon et sur la peau.

En raison de son action reconstituante, en raison de ce qu'elle rend les fonctions d'assimilation plus actives et plus utiles, La Bourboule réclame tous les malades qui sont mis en état d'*infériorité physiologique et de moindre résistance* par hérédité suspecte, par passé pathologique, par surmenage, excès de travail ou de plaisirs : prétuberculeux, anciens pleurétiques, malades sujets aux bronchites, aux pneumonies, et à toutes les inflammations aiguës et à répétition des muqueuses, enfants débiles, lymphatiques, ganglionnaires, à croissance lente et difficile, diabétiques dont l'état général devient mauvais, enfin tous les sujets en état d'anémie d'origine connue ou inconnue.

Je vais essayer, après cet exposé d'ensemble, de préciser dans les chapitres qui vont suivre, les indications de la cure Bourboulienne :

1° dans les affections broncho-pulmonaires,
2° dans les maladies de l'enfance,
3° dans les états anémiques,
4° dans les maladies de la peau.

CHAPITRE IV

Indications de la médication Bourboulienne dans les affections broncho-pulmonaires

Les affections broncho-pulmonaires sont pour la plupart sous l'influence plus ou moins accentuée d'un des trois états constitutionnels, qui dominent presque toute la pathologie, imposant à l'organisme tributaire ses préférences pour telles ou telles manifestations morbides, pour telle ou telle forme clinique de ces manifestations, avec aussi élection préférée de domicile dans tel ou tel organe, ce sont : l'*arthritisme*, le *lymphatisme*, le *terrain tuberculeux*.

Quelle que soit la cause occasionnelle déterminante, les infections, les contagions, les épidémies, les variations atmosphériques, thermométriques ou barométriques, la pluie et l'humidité ou la sécheresse, le vent et les poussières qu'il balaye, toujours on trouve en cherchant un peu et souvent sans chercher le cachet d'origine, la marque de fabrique diathésique d'une affection broncho-pulmonaire.

La médication Bourboulienne, dans son ensemble :

Apporte à l'arthritisme l'équilibre de la nutrition en la ramenant à son rôle physiologique, et en la détournant des élaborations pathologiques vers lesquelles cette diathèse tend à la diriger.

Donne au lymphatisme les éléments d'assimilation dont il a besoin et bat le rappel de la vitalité chez les lymphatiques en suractivant leur nutrition languissante.

Procure au terrain tuberculeux des matériaux de transformation, de reconstitution et de défense contre le bacille.

D'où modification puissante et profonde du terrain porteur de l'affection broncho-pulmonaire que cet état constitutionnel a créé ou entretient.

Et si, à côté de cette modification du terrain, nous tenons compte :

1° Du rôle de l'arsenic comme aliment respiratoire.

2° De l'action de cet autre aliment respiratoire qu'est l'air aseptique de l'altitude.

3° De l'action de l'altitude elle-même sur la respiration.

4° De l'action antiseptique sur la muqueuse pulmonaire de l'eau de La Bourboule qui est portée dans le poumon par diverses pratiques d'hydrothérapie thermale,

On comprendra toutes les raisons d'influence de La Bourboule sur les affections broncho-pulmonaires.

I. — ARTHRITISME

Un grand nombre d'affections broncho-pulmonaires sont sous la domination de l'arthritisme, et on peut souvent reconnaître cette influence à l'allure clinique que la diathèse leur imprime.

A) Bronchite arthritique aigue. Rien n'est plus commun

que de rencontrer des arthritiques qui s'enrhument avec une extrême facilité et qui présentent tous les symptômes d'une phlegmasie de la muqueuse des grosses bronches, se différenciant de la bronchite inflammatoire commune par :

1° L'absence de fièvre, le plus souvent.

2° Le peu d'abondance des crachats et même quelquefois l'absence d'expectoration.

3° Le caractère quinteux, fatiguant, spasmodique de la toux.

4° Une sensation de gêne, de pesanteur, de constriction à l'épigastre et derrière le sternum.

5° Sa forme tenace et récidivante.

B) Bronchite chronique et bronchorrhée. Cette bronchite chronique, manifestation d'un état arthritique ou arthritico-lymphatique peut s'établir d'emblée ; mais, le plus souvent, elle fait suite à une série de bronchites aigues, ayant l'aspect clinique que je viens de décrire.

Je n'ai pas besoin de m'arrêter à la description d'une physionomie symptomatique bien connue. Je retiendrai seulement la fréquence de quintes longues et pénibles, le matin et le soir surtout et l'abondance de l'expectoration pour signaler la facilité et la rapidité avec laquelle quintes et expectoration s'effacent momentanément à l'apparition d'une poussée arthritique dans un autre organe, d'une poussée cutanée surtout. Et cette alternance de fixation entre le poumon et la peau peut être considérée comme une règle dans toutes les manifestations broncho-pulmonaires et cutanées de la diathèse arthritique.

C) Asthme. C'est à Bouillaud que revient le mérite d'avoir prouvé l'existence d'un type d'asthme apparenté à l'arthritisme et décrit les rapports de succession entre l'asthme et les maladies cutanées.

On trouve cette alternance entre l'asthme et l'arthrite de la peau signalée dans beaucoup d'écrits (Vieussens, Bordeu, Biett). Cazenave a soigné un malade chez lequel, lors de l'apparition d'un eczéma aux jambes, cessa une oppression qui, depuis sept années, n'avait pas permis une seule nuit le décubitus dorsal.

Cette alternance surtout doit servir de base à l'indication de La Bourboule dans l'asthme ; chez ces asthmatiques, La

Bourboule est très bien tolérée ; et pendant la cure, le poumon n'a aucune crise de mauvaise humeur. Aussi, comme résultat, disparition ou atténuation très marquée des manifestations locales de la diathèse (manifestations pulmonaires et cutanées).

Indication aussi très précisée de La Bourboule dans l'asthme ganglionnaire,

Mais dans l'asthme d'origine inconnue, c'est très délicat. Impossible de préciser une indication, le traitement donnant chez les uns les meilleurs résultats, probablement par régularisation de l'énergie des centres respiratoires, tandis que chez d'autres asthmatiques qui doivent avoir le bulbe plus chatouilleux et plus sensible à l'excitation arsenicale, le traitement bourboulien est très mal toléré. C'est l'obscurité qui ne peut être dissipée que par l'expérience d'une cure ou d'un début de cure, expérience sans aucun danger.

D) Emphysème pulmonaire. Que l'emphysème soit produit par la cause mécanique des efforts d'expiration qui dilatent à l'excès les alvéoles pulmonaires (asthme, bronchite chronique) ou par lésion de nutrition du lobule pulmonaire ou par les deux, il est caractérisé par des désordres qui vont depuis la simple dilation des vésicules jusqu'à la destruction et la raréfaction du tissu pulmonaire.

Je n'ai pas à décrire ici les symptômes classiques qui s'associent à ceux du catarrhe bronchique ou de l'asthme.

Pour les mêmes raisons que ses associations pathologiques, il bénéficie de La Bourboule par action sur la respiration, modification de la muqueuse, modification du terrain.

II. — LYMPHATISME

Le lymphatisme est la grande dominante de La Bourboule ; c'est pourquoi cette station reçoit un si grand nombre d'enfants et de jeunes sujets, victimes de tares héréditaires ou acquises, reliées au lymphatisme. Mais je me réserve de traiter cette question dans le chapitre des indications de La Bourboule chez les enfants.

En ce qui concerne les manifestations broncho-pulmonaires, nous relevons chez le lymphatique :

1° La prédisposition aux bronchites à répétitions, avec tendance à expectoration très abondante, muqueuse ou muco-purulente ;

2° La toux coqueluchoïde et spasmodique, provoquée par les altérations des nerfs pneumo-gastriques ou récurrents, dans les adénopathies trachéo-bronchiques ;

3° Enfin et surtout chez les lymphatiques à ganglions hypertrophiés, le danger d'infection tuberculeuse par voie ganglionnaire.

III. — Terrain tuberculeux

La Bourboule est le médicament héroïque de tous les prétuberculeux par hérédité, par passé pathologique suspect, par déchéance organique acquise (maladies, surmenage, alcoolisme, etc.) et par toute cause quelconque qui crée pour l'individu le danger tuberculeux, contre lequel elle les protège :

1° Par ses Eaux, qui sont un puissant élément de reconstitution et de reprise respiratoire ;

2° Par ses pratiques thermales d'inhalation et de humage (lessivage antiseptique de la muqueuse) :

3° Par sa situation climatérique (bain d'air aseptique).

Mais si La Bourboule a des qualités puissantes, uniques même contre le danger tuberculeux, elle est contre-indiquée chez les malades qui sont arrivés à la lésion. On ne peut attendre que des déboires, poussées congestives, hémoptysies, température, en raison de la stimulation trop rapide des fonctions nutritives, et l'activité plus grande de la circulation, qui viennent s'ajouter, comme facteur aggravant, à la tendance naturelle qu'ont les tuberculeux à l'*hyperactivité*.

« *La Bourboule est mauvaise pour la tuberculose ouverte.* « *pour la tuberculose éréthique et hémoptoïque.* » (Renon.)

« *La Bourboule convient à ceux chez qui il faut prévenir la* « *tuberculose ou l'arrêter dans ses premiers commencements,* « *tandis que le Mont-Dore est pour ceux qu'il faut en guérir.* » (Professeur Landouzy.)

Je ne retiens, pour La Bourboule, que le *catarrhe scrofulo tuberculeux*, à marche très lente, à physionomie clinique propre, dont la torpidité éloigne le danger de fébrilité, congestion, hémoptysie; dans ces lésions, La Bourboule a une utilité thérapeutique, basée sur la superactivité même qu'elle provoque et qui, dans ces formes torpides, agit en stimulant très heureusement la nutrition pervertie du tissu pulmonaire, et en le détournant de sa tendance à l'ulcération.

CHAPITRE V

Indications de la médication bourboulienne dans les maladies de l'enfance

Dans les opérations complexes de l'usure et de la réparation des tissus, les trois fonctions primordiales d'innervation, d'hématopoïèse et de nutrition interstitielle dépendent étroitement l'une de l'autre ; et surtout chez l'enfant, où tous les actes de la vie végétative ont une activité extraordinaire, un trouble de l'une d'elles entraîne très rapidement un trouble dans les deux autres.

C'est sur ce déséquilibre que se greffent les grands processus morbides auxquels se rattachent les maladies de l'enfance et de l'adolescence.

C'est sur ce déséquilibre que La Bourboule porte une action profonde et durable, en battant le rappel à la normale de ces fonctions, déviées ou ayant tendance à dévier de leur rôle physiologique.

Au passage du V. E. M. à La Bourboule, en septembre 1912, M. le professeur Landouzy terminait sa conférence en disant :

« Vous enverrons à La Bourboule, eau chaude *arsenicale* « *forte*, chlorurée sodique faible, de moyenne altitude, pour « y humer l'air, pour y boire, pour y être baignés, nos « enfants lymphatiques, strumeux, dystrophiques, les can- « didats à la tuberculose, les scrofuleux sous toutes les for- « mes. Ils devront faire des stages successifs à La Bourboule « pour ne pas aller plus loin ni dans la lésion, ni dans la « maladie, ni dans la juridiction thérapeutique, auxquelles « semble les promettre leur état constitutionnel héréditaire

« ou acquis. L'enfant n'y viendra jamais trop tôt ; jamais il
« n'y reviendra trop ; il faut le traiter dès qu'il montre des
« stigmates de l'hérédité dont il est chargé. C'est à ce
« moment qu'il faut le prendre, comme le jardinier prend
« la plante toute petite et cherche à la faire grimper le long
« de son tuteur. »

Aussi La Bourboule voit-elle sa clientèle d'enfants s'augmenter chaque année, en raison de ce que sa spécialisation d'action chez l'enfant s'étend à toutes les *dystrophies*, quelle que soit leur origine, et à toutes les maladies qui ont un lien de parenté avec l'*arthritisme*, le *lymphatisme* et la *scrofulo-tuberculose*.

Pour plus de clarté, j'ai divisé les enfants de La Bourboule en deux groupes :

A) *Premier groupe.* — Ce premier groupe comprend les enfants ayant besoin de la médication Bourboulienne pour donner à leurs fonctions nutritives la stimulation nécessaire pour leur accomplissement et ajouter des éléments d'assimilation au sang et aux organes :

Ce sont tous les dystrophiques, les ralentis, les retardataires, les anémiés, tous les pré-malades, tous les candidats engagés dans la mauvaise voie, mais qui ne sont pas encore arrivés à la lésion.

C'est le *lymphatique*, gros garçon pâle et bouffi, chez lequel nous trouvons un ensemble de manifestations morbides qui sont le propre du tempérament lymphatique, « une disposition spéciale de son système lymphatique à s'infecter et à réagir à l'infection par l'hypertrophie » (Nobécourt) : Hypertrophies ganglionnaires, rhinites avec hypertrophie de la muqueuse, hypertrophie du tissu lymphoïde du pharynx, bronchites à répétition, conjonctivites, blépharites, otorrhées, impetigo, engelures, etc.

C'est l'*hérédo-arthritique*, avec ses crises de laryngite striduleuse, ses rhinites avec écoulement clair et irritant, ses bronchites spasmodiques et l'asthme infantile.

C'est l'*hérédo-syphilitique*, « miniature de la décrépitude » (Doublet), qui ressemble à un petit vieux par l'amaigrissement, la flétrissure et la coloration de la peau.

C'est l'*hérédo-tuberculeux*, qui se présente sous deux types, l'un avec les apparences extérieures de la santé et n'ayant que de l'*hérédo-prédisposition morbide*, l'autre présentant de l'*hérédo-dystrophie para-tuberculeuse* (Mosny) : malformation thoracique, rétrécissement pulmonaire, arrêt de croissance.

Ce sont tous les états anémiques, qui feront l'objet d'une étude à part (chapitre suivant).

B) *Second groupe*. — Ce second groupe comprend les enfants dont les fonctions d'assimilation et de nutrition sont détournées de leur rôle physiologique et dirigées vers des élaborations pathologiques. Ces enfants sont arrivés à la lésion.

Nous retenons, dans ce groupe, pour La Bourboule :

A) Par infection, les *scrofulo-tuberculoses* : C'est l'infection bacillaire par la voie ganglionnaire qui, avec les infections et lésions secondaires, nous donne le tableau clinique de l'*ancienne scrofule*, qui fut très justement une des premières clientes de La Bourboule et qui lui est restée fidèle.

B) Par déviation de la nutrition, le *rachitisme*, qui peut bénéficier de la médication Bourboulienne par régularisation de la nutrition.

CHAPITRE VI

Indications de la médication Bourboulienne dans les états anémiques

L'anémie, état morbide dans lequel le liquide sanguin paraît insuffisant sous le rapport de la quantité ou de la qualité, est très heureusement définie par Jolly « toute altération de la fonction respiratoire du sang ».

On divise ses formes cliniques en deux grandes classes :

A) *Anémies primitives essentielles*, où la lésion sanguine constitue ou plutôt semble constituer toute la maladie : *anémie pernicieuse, chlorose, chloro-brightisme, leucocythémie, anémie lymphatique* ou *pseudo-leucémie*.

B) *Anémies secondaires symptomatiques*, états anémiques qui ont pour principales causes :

1° *Les hémorragies* : traumatismes, interventions chirurgicales, accouchements, fibromes utérins, ulcères de l'estomac, mœlena, etc.

2° *Les infections aigües* : typhoïde, pneumonie, rhumatisme articulaire, érysipèle.

3° *Les infections chroniques* : syphilis, tuberculose, paludisme.

4° *Le cancer.*

5° *Les maladies organiques diverses.*

6° *Les parasites intestinaux.*

7° *Les intoxications* (oxyde de carbone, oxygène sulfuré, etc).

8° Enfin, un ensemble de causes ayant pour aboutissant chez l'enfant et l'adolescent *l'anémie dite de croissance,* dont les principaux facteurs sont les mauvaises conditions hygiéniques (habitation dans les grandes villes ; vie dans des locaux trop étroits, mal aérés, encombrés ; alimentation défectueuse ; surmenage intellectuel, surmenage physique, surmenage génital).

Parmi les anémies essentielles, nous retenons comme relevant de la cure Bourboulienne :

La *chlorose,* le *chloro-brightisme* et l'*anémie lymphatique.*

Parmi les anémies symptômatiques, nous retenons pour La Bourboule :

1° Anémies par *hémorragies.*

2° Anémies par *infections aigües.*

3° Anémies par *infections chroniques (paludisme, prétuberculose, syphilis).*

4° Anémies par *intoxications,*

5° Anémies de *croissance.*

Sont contr'indiquées pour la Bourboule :

1° L'anémie pernicieuse progressive.

2° La leucémie.

3° Les anémies par hémorragies gastro-intestinales.

4° Les anémies par cardiopathies, cirrhoses, mal de Bright, affections du tube digestif, cancer.

Différentes dans leur anatomo-pathologie, différentes aussi dans leur pathogénie, parfois mal connue, les anémies ne peuvent être réunies et décrites comme une entité morbide bien définie, « l'anémie ». Mais elles ont un caractère

commun leur servant de lien, en clinique comme en thérapeutique, pour les juxtaposer, les comparer et les traiter :
Ce sont des affections dans lesquelles le liquide sanguin est
insuffisant sous le rapport de la qualité ou de la quantité,
affections « portant atteinte à la valeur « respiratoire du
milieu sanguin ».

Et c'est précisément parce qu'elle rend au milieu sanguin
sa valeur respiratoire que La Bourboule réclame toutes les
anémies essentielles ou secondaires, élimination faite de
celles pour lesquelles le traitement Bourboulien est contre-
indiqué.

Comme je l'ai exposé plus haut, La Bourboule a en effet
une *action essentielle directe* et *immédiate* sur les éléments
constituants du sang :

1° Par le médicament Bourboulien qui provoque par sa
présence dans le sang la production d'une leucocytose poly-
nucléaire active et qui favorise la formation des globules
rouges, en agissant comme agent plastique indirect par la
stimulation qu'il donne à la nutrition interstitielle.

2° Par les effets de l'altitude qui provoque, par nécessité
physiologique, et pour établir la compensation respiratoire,
un travail hématopoiétique intense et immédiat, et l'accroissement rapide des hématies.

CHAPITRE VII

Indications de la médication bourboulienne dans les maladies de la peau

A) *Classification :*

Les différentes classifications des maladies de la peau
peuvent être ramenées à trois types basés :

Ou bien sur l'aspect morphologique des lésions (classification anatomique) :

Ou bien sur le processus anatomique, en les groupant
suivant des lésions relevant d'un même mécanisme physiologique (classification anatomo-physiologique) ;

Ou bien sur les causes essentielles du processus ou de la lésion, sans tenir compte de leur aspect (classification étiologique ou pathogénique).

Dans ce travail, qui a pour but de préciser les raisons d'action de la cure bourboulienne et d'essayer d'expliquer le mécanisme de cette action thérapeutique, nous n'avons à nous occuper que de ce dernier mode de classification des dermatoses, « qui fait des familles naturelles de maladies et non des énumérations de lésions. » (Thibierge.)

C'est avec des variantes, conséquence logique des connaissances actuelles en microbiologie, le retour à la théorie, qui est la base de la classification de Bazin, pour lequel il n'y avait pas de maladies de la peau, mais des affections cutanées produites par un désordre général de l'organisme, qui « développe à son tour un ensemble de désordres fonctionnels et organiques, isolés ou réunis, simultanés ou successifs. »

Pour ma part, j'ai divisé les maladies de la peau en deux groupes :

1° Les maladies de la peau de cause directe, essentielle ;
2° Les maladies de la peau de cause indirecte, accidentelle.

1° CAUSES DIRECTES ESSENTIELLES
1. Origine arthritique.
2. Origine lymphatique.
3. Origine tuberculeuse.
4. Origine syphilitique.
5. Origine nerveuse.
6. Origine cancéreuse.

2° CAUSES INDIRECTES ACCIDENTELLES
1. Origine parasitaire,
2, Origine gastro-intestinale.
3. Origine traumatique { mécanique. physique. chimique.
4. Origine cachectique.

B) *Indications* :

Je prends pour base des indications de la cure bourboulienne l'action de l'eau de La Bourboule sur la nutrition ralentie, qu'elle ramène à la normale par suractivité de la vie cellulaire. Ce rappel de la nutrition à son rôle physiologique a pour conséquence *la rupture d'attelage entre la lésion cutanée et l'état constitutionnel qui l'a provoquée ou qui l'entretient.*

Cette action générale est complétée :

1° Par l'action directe de l'arsenic absorbé sur les éléments anatomiques de la peau ;

2° Par l'action sur la peau de l'eau de La Bourboule employée à l'usage externe,

I. — *Arthritides et lymphatides.* — L'action de régularisation de la nutrition met sous la dépendance de la cure bourboulienne l'arthritisme et le lymphatisme, pour les raisons que j'ai déjà exposées, et l'arthritisme et le lymphatisme sont les deux grandes dominantes causales en dermatologie, que leur influence apparaisse nettement ou qu'elle soit masquée par des causes déterminantes accessoires plus apparentes.

Aussi, je dis qu'il y a indication précise de la cure bourboulienne dans toute dermatose pour laquelle on trouve ou même on soupçonne comme cause originelle le vice arthritique ou le vice lymphatique.

II. — *Tuberculides.* — La Bourboule a à son actif de très belles cures de lupus tuberculeux de diverses formes. Ses succès s'expliquent d'abord par la modification du terrain tuberculeux et de la constitution organique et, ensuite, par l'action de l'eau de La Bourboule employée à l'usage externe, action que précise aujourd'hui la connaissance des effets thérapeutiques des émanations radioactives de l'eau de La Bourboule et de ses gaz.

III. — *Syphilides.* — Depuis toujours, l'association de la médication arsenicale et du traitement ioduré a été conseillée dans les manifestations cutanées rebelles d'origine syphilitique. Les nouvelles méthodes ont consacré la valeur curative de l'arsenic dans la syphilis et l'ont mise en vedette beaucoup et peut-être trop.

Mais les résultats qu'elles ont donnés permettent d'affirmer sur des bases plus précises ce que nous considérions depuis longtemps comme cliniquement démontré, que La

Bourboule est très utile au syphilitique en général et tout particulièrement au syphilitique cutané.

IV. — *Neuro-arthritides*. — Les affections dans lesquelles on retrouve une origine nerveuse, toutes les dermatoses prurigineuses ont le plus souvent en association le vice arthritique. A l'action de La Bourboule sur la diathèse s'ajoute très heureusement l'action de l'arsenic à haute dose sur l'élément nerveux (Comby).

Dans les dermatoses que j'ai classées comme ayant à leur origine une cause indirecte accidentelle, si cette cause accidentelle seule peut-être invoquée, elles ne relèvent que d'un traitement approprié, suivant qu'elles sont parasitaires, traumatiques ou gastro-intestinales.

Mais, le plus souvent, et je me répète, dans toutes les dermatoses ayant pour point de départ une cause accidentelle, même dans les affections parasitaires, ces dermatoses ne vivent que parce qu'elles sont sur un terrain qui leur convient.

Aussi, on doit envoyer à La Bourboule tout malade atteint de dermatose, quels que soient les caractères et la nature de la lésion, si on soupçonne à cette dermatose une origine ou arthritique, ou neuro-arthritique, ou tuberculeuse, ou syphilitique ou lymphatique.

BOUDRY.

Issoudun. — Imp. H. Gaignault, 23, rue Victor-Hugo.